AF460402

TRAITÉ
DU FOUET,

ET DE SES EFFETS SUR LE PHYSIQUE DE L'AMOUR,

OU

APHRODISIAQUE
EXTERNE.

Ouvrage medico-philosophique, suivi d'une dissertation sur tous les moyens capables d'exciter aux plaisirs de l'amour.

PAR D***** MÉDECIN.

Delicias pariunt veneri crudelia flagra;
Dum nocet, illa juvat, dum juvat, ecce nocet.
Meibomius, *de flagrorum usu in re veneria.*

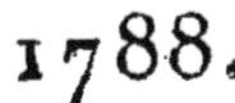

1788.

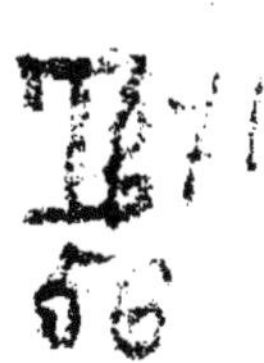

DISCOURS PRÉLIMINAIRE.

J'ai long-temps balancé avant que de me déterminer à publier cet ouvrage ; mais quelque singulier (*) qu'il paroisse à beaucoup de personnes, j'ai jugé qu'il feroit toujours plus de bien que de mal, et qu'on me pardonneroit de m'y être quel-

(*) *Singulier*..... Mes censeurs ne se serviront pas de ce terme pour désigner mon livre; les prudes diront, quelle horreur! les dévots crieront à l'impiété.... la populace de règ.. de pr. de mo. fera grand bacanal.... enfin, que sais-je, chacun déraisonnera de son côté; il n'y aura que quelques gens raisonnables qui diront que j'ai raison, encore n'oseront-ils pas le dire tout haut.

quefois servi d'expressions un peu libres en faveur des vérités importantes que j'ose annoncer.

Quoique persuadé de l'utilité de mes réflexions, j'ai cependant cru devoir garder l'anonyme. Je n'ignore pas qu'il y a des erreurs qu'il est très-dangereux de combattre, et qu'il ne seroit pas toujours prudent d'attaquer tous ceux qui s'y livrent. Si mon ouvrage est condamné, je m'en consolerai d'autant plus facilement que je n'ai eu, en l'écrivant, que l'intention d'être utile : mais si je voyois une cabale injuste et puissante, ne pas se contenter d'en faire griller les exemplaires, et poursuivre quelque innocent écrivain; j'atteste que je ne balancerois pas de me nommer. Je le répète, ce n'est pas à dessein qu'on persécute quelqu'un à ma place que je tais mon nom.

La matière que je traite n'est pas entièrement neuve; *J. Henri Meibomius* (*) nous a laissé un traité intitulé *de flagrorum usu in re veneria* : mais ce traité est peu connu, et l'auteur n'y est pas entré dans tous les détails qui ont rapport à cet objet; il a seulement voulu rendre

(*) Il y a eu trois auteurs qui ont porté le nom de *Meibomius*. L'auteur de la dissertation que je viens de citer, fut professeur en médecine à *Helmstadt*, ensuite premier médecin de *Lubek*; il a publié plusieurs autres ouvrages, et vivoit dans le commencement du siècle dernier.

raison de l'effet que le fouet peut produire sur le physique de l'amour. J'ai consulté cet écrivain sans le suivre, et j'ai joint de nouvelles réflexions à celles de ce savant médecin.

Pour mettre de l'ordre dans la variété des objets que je vais présenter, il est indispensable de diviser mon ouvrage en différens chapitres; mais je préviens le lecteur qu'il ne devra me juger qu'après avoir parcouru tout le livre; en ne lisant qu'un chapitre isolé, l'auteur ne seroit à ses yeux qu'un écrivain scandaleux. Que l'on parcoure le tout, on verra si j'ai eu tort d'avancer que je n'ai d'autre but que celui d'être utile.

Je parlerai dans le premier chapitre, de l'effet des flagellations sur le physique de l'amour.

On expliquera, dans le second, pourquoi et comment le fouet produit cet effet.

Le troisième démontrera de singulières erreurs.

On trouvera dans le quatrième chapitre, des raisons bien puissantes pour changer les peines qu'on inflige à l'enfance et à la jeunesse.

La conclusion sera enfin, le résumé de tout ce qu'on aura dit, pour en faire ensuite une juste application ; et j'y prouverai comment des abus qui ne paroissent rien en eux-mêmes, influent sur la santé et les bonnes-mœurs.

Mais, dira-t-on, comment un médecin a-t-il pu s'occuper d'un ouvrage de cette nature?.... Eh! qui voudroit-on qui s'élevât contre des erreurs préjudiciables à la santé! De qui le Public est-il en droit d'attendre des notions sur ce qui peut lui nuire, si ce n'est d'un médecin?

On me reprochera sans doute, d'avoir écrit mes réflexions en langue vulgaire... Y auroit-il, par hasard, des mots qui deviennent obscènes dès qu'on les prononce en françois? Si cela étoit, il faudroit renoncer à ce langage, qui sera bientôt celui du monde entier, et même le défendre, puisqu'il ne peut dire le nom de certaines choses sans alarmer la pudeur. Pauvres esprits que nous sommes! où plaçons-nous la délicatesse? et pourquoi faut-il qu'un médecin soit forcé de faire tant de questions, pour demander à une prude si elle est bien ou mal *réglée?* Quelques ecclésiastiques ne sont pas si scrupuleux, lorsqu'ils ont une jeune fille à leur confessionnal; ils parlent de tout.... ils interrogent sur tout.... on répond à tout... c'est presque le seul endroit où la langue ne soit jamais obscène.

Je pense que chaque chose doit porter son nom, que l'on peut et que l'on doit le proférer sans faire rougir personne. J'ai vu dans une de nos grandes villes, des imbécilles qui avoient fait une société de savantes (*); elles commencèrent entre

(*) Il en est, parfois, des sciences comme des habits, elles sont aussi sujet-

elles un cours d'anatomie; lorsque le démonstrateur en vint aux parties de la génération, elles plantèrent là la leçon, et s'enfuirent en se couvrant le visage; ces dames trouvèrent très-indécent qu'il fût question de ces *bétises* dans des démonstrations anatomiques. Je dispense les êtres de cette nature de porter leurs chastes regards sur mon ouvrage.

---

tes à *la mode.* Tantôt nos élégantes Parisiennes sont chimistes, tantôt botanistes; l'invention des globes les avoit même rendues physiciennes, astrologues, mathématiciennes; elles sont toujours tout, hormis ce qu'elles devroient être.

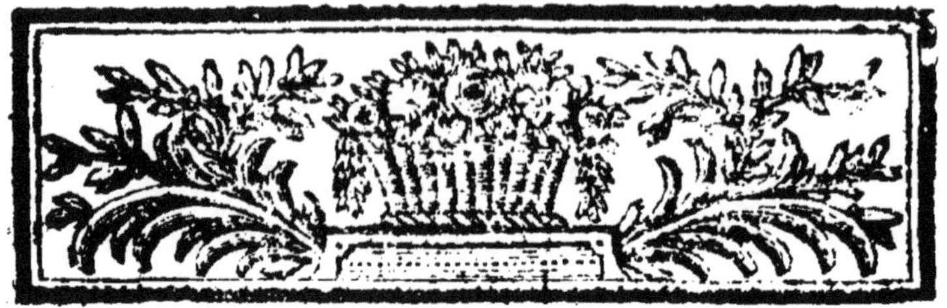

CHAPITRE PREMIER.

Du Fouet et de ses effets sur le physique de l'amour.

L'AMOUR étant nécessaire pour la propagation de l'espèce, il falloit que cette passion fût profondément enracinée dans le cœur de l'homme, que la nature nous en fit un besoin, et qu'elle y attachât la plus grande jouissance. Les plaisirs que procure l'amour sont les plus vifs que l'on puisse goûter, aussi leur donne-t-on le nom de volupté; il est impossible de les avoir connus sans les rechercher de nouveau, et l'on en jouit aujourd'hui sans préjudice pour les désirs du lendemain. Cependant, quelque nécessaire que soit le sentiment de l'amour, il ne peut et ne doit faire notre bonheur qu'en s'y livrant avec modération; car tout ce qu'on donne au corps au-delà de ses besoins l'affoiblit, et l'on trouve toutes sortes de maux dans le sein même de la volupté.

On est plus ou moins emporté par la violence de cette passion, suivant sa bonne ou mauvaise constitution; ceux qui sont d'un tempérament sanguin ont les passions plus vives que les pituiteux. Le docteur *Venette* parle de la femme d'un Catalan, qui un jour fut obligée de s'aller jeter aux pieds du roi, pour implorer son secours sur l'excessive vigueur de son mari, qui, à ce qu'elle dit, *lui ôteroit bientôt la vie, si l'on n'y mettoit ordre.* Le roi fit venir ce mari pour savoir la vérité; il avoua avec franchise, que chaque nuit étoit marquée par dix triomphes; sur quoi le roi lui défendit par arrêt, *et sur peine de la vie*, de s'abandonner plus de six fois à la violence de ses transports, de peur que par l'excès de ses embrassemens, il n'accablât son épouse. Cet arrêt est fort singulier, mais il faut avouer qu'il est bien rare que les souverains soient dans le cas d'en porter de semblables.

Quel que soit le tempérament qu'on ait reçu de la nature, on ne sauroit être *homme* long-temps, si l'on cède de bonne heure à l'empire de ses passions ; c'est par cette raison que nos débauchés de Paris sont vieux à trente ans et décrépits à quarante. Lorsqu'on a abusé de son existence, si les désirs s'étoient anéantis comme les forces, ce ne seroit alors qu'un demi-mal ; mais les êtres exténués ne sont que plus avides de ces plaisirs qu'une femme peut leur permettre, sans qu'il soit pourtant en son pouvoir de les leur faire goûter ; l'impuissance irrite alors les désirs, et l'on ne se lasse pas d'importuner la nature.

L'acte vénérien, quoiqu'en lui-même salutaire (*), devient le principe de mille maux, par l'abus que quelques femmes en font; en sorte que la source des plaisirs et de la vie se change souvent en une source de douleurs. Loin d'attendre que le physique parle, on se hâte de l'exciter; et quels sont les moyens dont le libertinage ne se sert pas dans ce cas! On a d'abord cherché dans les aliments ceux qui seroient les plus échauffants de leur nature; on a ouvert les pharmacopées pour faire usage des cordiaux, des irritants et des aphrodisiaques; quelques médecins ont eu même assez peu de déli-

(*) Il n'y a que l'abus des plaisirs de l'amour qui puisse nuire; car le célibat comporte souvent avec lui des inconvénients qui ne le cèdent en rien à ceux qui résultent d'avoir trop sacrifié à Vénus.

catesse, pour donner des conseils dans de semblables occasions (*).

Les femmes n'ont rien oublié de leur côté pour s'attirer des hommages; elles ont embelli tout ce qui peut décemment se montrer, et se sont vêtues de telle manière, que ce qui se voit suffit pour donner une idée des charmes cachés. Cela suffiroit sans doute; mais l'art de la volupté devoit pousser ses recherches plus loin.

Vénus eut bientôt des prêtresses qui se dévouèrent entièrement à l'amour; la délicatesse fut bannie des temples que vint élever le plaisir; et tout le culte s'y réduisoit à chercher des ressources pour faire renaître le moment de la jouissance.

(*) Un médecin ne doit pas toujours garder le silence sur cette matière; lorsqu'il arrive, par exemple, que la froideur conjugale cause des désordres dans le ménage, je pense qu'il peut employer quelques secours pour y maintenir l'union et la paix.

Nos *couvents de courtisanes* sont les restes de ces monumens antiques, mais ils n'en sont pas moins courus, ni moins élégants. Ce n'est que là que le vieux financier peut, à force d'or, se rappeler, par intervalle, de son antique existence : l'époux, que glace la décence et la monotonie de sa femme, vient y chercher des plaisirs qu'il n'ose exiger que là : le célibataire, qui a des raisons pour qu'on le croie tel, se glisse en secret dans les temples de ce genre, il y trouve les moyens de se débarrasser de son superflu (*), et

(*) Les plaisirs de l'amour sont un besoin pour les deux sexes. Cela étant, comment oset-on faire vœu de célibat, ou plutôt, comment permet-on à quelqu'un de le faire ? l'exemple journalier ne prouve-t-il pas que ces malheureux manqueront de parole? quand ils sont pris sur le fait, ils croient s'excuser en disant qu'ils sont *hommes et faits de chair et d'os comme nous* ; cela ne prouve rien, sinon qu'ils ont tort de ne violer le vœu qu'en secret. Que

de se parer en Public de tous les dehors de la chasteté et de l'abstinence.

Les filles de joie sont-elles un mal nécessaire ? doit-on le tolérer, ou l'empêcher ? Ce n'est pas ici le lieu d'agiter cette question, qu'il me soit seulement permis de dire qu'il y a beaucoup d'hommes qui en ont besoin.

Comme les temples de *Vénus* ne peuvent se soutenir que par les plaisirs qu'on y trouve, il a fallu que les prêtresses de cette divinité portassent toute leur attention de ce côté; il est enfin nécessaire que la volupté soit leur unique étude..... parures riches et légères... vêtemens dé-

---

ces célibataires élèvent une voix commune contre un état qui n'est pas dans la nature ! Qu'ils rompent d'accord entre eux et la raison, ce lien qui les rend à charge à la société! alors il leur sera permis de connoître tous les charmes attachés à l'existence de l'homme; et les ménages de leurs voisins seront en même temps plus tranquilles.

gagés et ambrés... sourire engageant... démarche voluptueuse.... appartemens élégans..... tableaux lascifs.... bibliothéque choisie.... etc. etc. rien de ce qui peut tenter n'est oublié ; les courtisanes ont mille manières d'exciter l'*acte* toujours désiré. Cependant, à force d'user de ces moyens sans cesse répétés sur un même individu, la nature refuse enfin de se prêter aux efforts ordinaires ; on est forcé d'en employer de nouveaux. L'aspect d'une belle gorge, d'une jolie jambe, de quelque chose de plus encore, étant inutile ; une main gentille, adroite et légère n'ayant plus aucun pouvoir sur....

Ce surplus, ce reste de machine,
Bout de lacet aux hommes excédant ;

La Fontaine, contes.

on a tenté des épreuves extraordinaires ; et, comme j'ai dit que la délicatesse a été bannie de ces endroits, on n'a pas eu de violence à se faire pour se déterminer à les proposer et à s'y soumettre.

C'est dans les tourmens qu'on a cherché des ressorts pour procurer les plaisirs de l'amour. On se sert des flagellations, afin d'opérer ce que peut seul l'aspect d'une belle femme sur un homme bien constitué. Ce moyen n'est point une invention moderne, et ne prouve pas (comme le pensent quelques admirateurs de l'antiquité) que les mœurs sont plus dépravées que dans les siècles passés.

L'amour, qui fut de tout temps l'excitatif de tous les êtres, eut toujours ses vertus et ses vices. Si cette passion (*) n'est pas aussi ancienne que le monde, elle a au moins, quelques jours de plus que la découverte du *péché originel.* Les

(*) Il n'est pas possible qu'on ait, de tout temps, regardé l'amour comme une passion criminelle en elle-même. Je suis même sûr que les sauvages ne croient faire aucun mal en s'y livrant : hélas! ces ignorants n'ont encore aucune notion d'une certaine théologie qui existe.

brosses à frictions, les verges, les martinets, dont se servoient jadis les prostituées de Babylone, de Tyr, d'Athènes, et de l'ancienne Rome, n'étoient peut-être pas aussi élégantes que le sont maintenant ceux de nos filles de Paris, de Londres, de Naples, et de Venise. Mais on s'en servoit pour le même usage, et le libertinage étoit alors au même point.

Nous lisons, dans des auteurs très-anciens, les histoires de plusieurs hommes qui ne pouvoient se rendre propres au coït qu'après avoir été battus de verges, et même jusqu'à effusion de sang. Voici ce qu'écrivit, il y a plus de deux siècles, *Jean Pic*, prince de la Mirandole (*),

(*) *Jean Pic* vivoit dans le quatorzième siècle; ce prince renonça à sa principauté pour se livrer entièrement à l'étude. On prétend qu'il savoit vingt-deux langues à l'âge de dix-huit ans; il proposa à vingt-trois de soutenir des thèses sur tous les objets des sciences, sans

au sujet d'une personne qu'il connoissoit très-particulièrement. « Il existe, dit-il,
» un homme d'une paillardise tellement
» désordonnée, qu'il ne peut se livrer à
» l'acte vénérien qu'après avoir été bien
» flagellé; ce qu'il y a de singulier, c'est
» que le cruel préliminaire dont il ne
» pourroit se passer, ne le rend pas moins
» avide des plaisirs de l'amour. Lorsqu'il
» se rend chez une fille de joie, il lui
» remet un fouet qu'il a tenu pendant
» vingt-quatre heures dans le vinaigre
» pour l'endurcir par le moyen de cette
» infusion. La première faveur qu'il lui
» demande, est qu'elle veuille bien ne
» pas le ménager. La femme frappe, le
» sang coule, et la victime s'enflamme :
» ce misérable passe au même instant de
» la douleur à la volupté. Se peut-il,

---

en excepter une seule. On a de lui plusieurs ouvrages écrits avec élégance et facilité. Il mourut à Florence en 1494, âgé de trente-deux ans.

» ajoute le même écrivain, qu'un homme » recherche et trouve les plaisirs de l'a» mour dans les flagellations les plus » cruelles ? »

Thomas Campanella (*) nous a laissé

(*) Les infortunes de *Thomas Campanella* prouvent que les gens d'église sont ordinairement de cruels ennemis : lorsque ces *Basiles* en veulent à un homme de lettres, ils le persécutent, calomnient sur son compte, l'accusent, le perdent ou le font assassiner. *Campanella* étoit dominicain ; encore jeune, il osa dans une dispute publique convaincre d'ignorance un vieux professeur de son ordre ; ce dernier ne tarda pas de l'en punir ; il l'accusa d'avoir voulu livrer la ville de Naples aux ennemis de l'Etat, et, ce qui n'est pas moins grave, d'être un hérétique. La calomnie réussit à merveille, car *Campanella* fut traîné dans une prison où il resta vingt-sept ans : on dit qu'il y essuya, jusqu'à sept fois, la question pendant quarante heures de suite. Il fut enfin libre, et vint à Paris, où il fut protégé par le cardinal de Richelieu.

dans un de ses écrits, des observations de ce genre. *Cœlius Rhodiginus* fait aussi mention d'un fait semblable : « il est » mort, dit-il, depuis quelques années, » un homme qui avoit une singulière » passion : son physique étoit tellement » détruit, qu'il ne pouvoit y rappeler les » feux de l'amour, qu'après avoir été » bien fustigé. Lorsqu'il étoit auprès » d'une femme, on ne savoit s'il désiroit » le fouet ou le coït; car la première » faveur qu'il demandoit, ou plutôt la » seule grâce qu'il imploroit, étoit qu'elle » voulût bien le battre de verges; et ce » n'est que dans le supplice que ses sens » émus pouvoient se livrer, et connoître » les plaisirs de Vénus. »

On lit de semblables histoires dans les plus anciens ouvrages de médecine, de même que dans les livres de droit. *André Tiraqueau* (*) en cite dans son *traité des lois du mariage*. (**)

(*) *André Tiraqueau* étoit conseiller au

Sans chercher de tels exemples chez les anciens, nous en trouverons suffisamment parmi nous. Il y a quelques années qu'une femme fut accusée d'adultère par son mari; les témoins déposèrent; le fait fut prouvé (*); et la coupable alloit être con-

---

parlement de Paris; *François* Ier. et *Henri* II se servirent de lui dans plusieurs affaires très-intéressantes. Ses occupations ne l'empêchèrent point de donner au Public un grand nombre de savans ouvrages. Il eut près de trente enfans; l'on disoit de lui qu'il donnoit tous les ans à l'état, un enfant et un livre.

(**) Si je m'étends un peu dans mes citations, c'est pour prouver que je ne suis pas le premier qui ait osé parler de l'effet que le fouet produit sur le physique de l'amour : on voit par-là qu'un écrivain peut traiter cette matière sans être ni grossier, ni scandaleux.

(*) L'adultère fut jadis un crime qu'on punissoit de la mort la plus cruelle. Les lois sont toujours fortes dans ce cas : mais ces procès ne vont pas si vite aujourd'hui; le mari accuse

damnée, lorsqu'elle trouva les moyens de se justifier, en disant qu'on devoit légalement lui pardonner ses foiblesses, puisqu'elle avoit pour époux un malheureux qui ne pouvoit payer les tributs de l'hymen, que lorsqu'elle avoit consenti à lui *donner le fouet* jusqu'au sang. Elle ajouta que, si cette manœuvre odieuse échauffoit son mari, elle ne servoit de son côté qu'à lui faire détester les embrassements qui en étoient la suite, et qu'il n'étoit pas surprenant qu'elle eût succombé à la tentation.

Promenons-nous un instant dans ces maisons où *se vend le plaisir*; c'est là

---

sa femme, qui se défend en badinant sur la chose; les Scribes, les Clercs, les Procureurs, les Greffiers, les Avocats, les Rapporteurs, les petits Juges, les grands Juges, etc. tout le monde en rit. La fin de tout cela est, qu'après l'arrêt la femme est souvent innocente, tandis que le mari est toujours cocu.

que nous serons convaincus qu'il y a beaucoup d'hommes qui ont recours aux flagellations pour se disposer à livrer bataille à l'amour. Entrons dans les temples de Vénus, nous verrons des lambeaux de verges encore épars à l'entour de l'autel des sacrifices. Interrogez la déesse à ce sujet, elle aura bientôt satisfait votre curiosité ; elle vous montrera d'abord une petite poignée de verges qui est toujours attachée par un ruban des plus à la mode ; elle passera ensuite au *martinet* dont le bout de chaque cordon est garni d'une pointe d'or ou d'argent, et dont le manche qui est de bois de rose (*), est entouré

(*) Telle est la manie du luxe..... comment, dira-t-on, sont décorés les *fouets* dont se servent les filles de la dernière classe? Je crois que ces instruments sont inconnus dans leurs atteliers. Le charbonnier et le porteur de la halle ne vont chez les belles du port-au-bled, de la rue Jean S. Denis, etc., que lorsqu'ils

d'une garniture élégante et recherchée. Si vous lui demandez, comme le feroit un pauvre Provincial, à quoi servent ces petites armes ; elle prendra, pour vous répondre, le ton le plus enfantin, et vous dira en minaudant avec la verge, que c'est, si vous le voulez, pour vous *donner du plaisir.* Il n'y a aucune prostituée qui ne propose au chasseur qui la poursuit, de passer promptement à cette ressource, comme étant le préliminaire le plus infaillible, même pour un petit colet de soixante et dix ans.

J'ai été le témoin d'une scène bien singulière, et qui ne prouve que trop que l'amour l'emporte le plus souvent sur la plus forte raison. Etant à Paris, je fus appelé dans un des sérails de la rue Saint-

---

meurent de plénitude ; ces rustres ne font pas comme nos petits-maîtres ; ils attendent bonnement le besoin, sans chercher à provoquer l'appétit.

Honoré, pour donner des soins (*) à une courtisane à laquelle venoit d'échoir un petit lot en courant les hasards de l'amour. J'étois dans la cellule de la malade, lorsque j'entendis, dans la chambre voisine, la voix d'une femme qui sembloit être fort en colère, et qui avoit le ton le plus menaçant. La personne avec laquelle j'étois, ne me donna pas le temps de l'interroger sur ce qui se passoit près de

---

(*) Les *filles* de Paris sont tolérées par le gouvernement ; elles ne sont donc pas indignes de l'attention publique ; il arrive pourtant que, lorsqu'elles sont malades, elles ne savent guères à qui s'adresser. Les docteurs de la faculté du faubourg Saint-Jacques ne vont jamais chez ces malheureuses en qualité de médecins, parce que ces messieurs à triple et triple perruque ne prennent pas moins d'un louis par visite. Les savants de la société de médecine voudroient bien y pénétrer en qualité de guérisseurs ; mais chacun s'en méfie, parce qu'on sait qu'ils ne vont chez le pauvre

nous ; me priant à voix basse de garder le silence, elle souleva fort doucement un des coins de la tapisserie, et me plaça vis-à-vis d'une petite ouverture, par le moyen de laquelle j'assistai au spectacle le plus plaisant, et en même temps le plus ridicule. Voici comme se passoit cette scène qui, me dit-on, se jouoit deux fois par semaine. La principale actrice étoit une brune assez jolie qui n'étoit vêtue

---

que pour essayer des pilules qui leur sont proposées par des charlartans curieux d'acheter un *brevet*. Quels secours reste-t-il donc à ces infortunées ? Lorsqu'elles ne trouvent pas quelques étrangers honnêtes, quelques médecins qui ne sont à Paris que pour y manger de l'argent, (un docteur médecin de Paris ne donne que le titre d'écoliers aux docteurs d'Edimbourg, de Vienne, de Turin, etc.) : elles sont forcées de se livrer à la pratique ignorante et meurtrière d'un *carabin*, ou d'aller finir leurs misérables jours dans les tortures de *Bicêtre*.

qu'en partie, c'est-à-dire qu'elle montroit la gorge, les cuisses et les fesses. Les autres rôles étoient remplis par quatre vieillards à grande perruque, dont le costume, l'attitude et les grimaces m'obligeoient à chaque instant à me mordre les lèvres pour ne pas partir d'un éclat de rire. Ces libertins surannés jouoient, comme font quelquefois les enfans entr'eux, au jeu du *maître d'école*. La fille, sa poignée de verges à la main, leur administroit tour-à-tour la petite correction; le plus châtié étoit celui qui avoit l'organisation la plus tardive. Les patients baisoient les fesses de la maîtresse, pendant que son beau bras se fatiguoit sur leur cuir impudique; et la comédie ne finissoit que lorsqu'on étoit las de fatiguer la nature la plus apauvrie. Après que chacun se fut retiré, je quittai mon poste sans pouvoir me convaincre de la réalité des choses dont je venois d'être le témoin. Ma malade me plaisanta beaucoup sur ma surprise, et me raconta plusieurs faits encore plus ridicules qui se passoient tous les jours dans leur couvent. Nous avons, me dit-elle, la pratique des êtres les plus importants de Paris ; elle ajouta qu'elles avoient entre elles l'honneur de donner le fouet à tout ce qu'il y avoit de mieux dans le clergé, la robe et la finance.

Il seroit inutile de rapporter d'autres faits pour prouver que plusieurs personnes ont recours aux flagellations pour se rendre propres au coït. On n'a, comme je l'ai dit, qu'à interroger toutes les filles de joie, pour se convaincre de cette malheureuse vérité. Il me reste maintenant à démontrer comment et pourquoi le fouet produit un tel effet sur le physique; cet examen nous conduira à découvrir des abus qu'il est important de détruire.

Lecteurs honnêtes et délicats! vous, dont les oreilles ne se permirent jamais d'entendre aucun mot libre, ni aucune phrase licentieuse, ayez le courage de m'écouter ! je parle pour vous instruire, et non pour vous corrompre. Je dévoile des erreurs qui subsisteront pendant qu'on aura la foiblesse de les tenir secrètes. Les mœurs (*) exigent qu'un citoyen zélé ne cache aucun crime à la loi, afin qu'elle puisse le punir : si le délateur peut quelquefois paroître scandaleux dans l'accusation qu'il en détaille, cette faute légère est bientôt effacée par la destruction du crime et du coupable.

(*) *Les mœurs*.... Voilà, diront les gens comme il faut, un mot bien vague ; qu'entend-on par les bonnes mœurs ?.... Il y a bien des hommes du bon ton à qui l'on pourroit répondre qu'on entend par bonnes mœurs, les vertus dont ils n'ont jamais fait grand cas, et qu'ils exigent toujours dans leurs valets.

CHAPITRE II.

Des causes par lesquelles les flagellations excitent à l'amour.

Puisqu'on ne peut révoquer en doute ce que j'ai avancé dans le chapitre précédent, il me reste à chercher la cause de tels désordres. *J. Pic de la Mirandole* dit que les astrologues ne sont pas embarrassés pour expliquer de pareils phénomènes; ils ne les attribuent qu'aux astres et à leur influence secrète, « ils » assurent que *Vénus* donne telle ou telle » espèce de passion au nouveau-né, » suivant la position où se trouve cette » planette au moment de la naissance. » *Junctin*, qui a beaucoup écrit et déraisonné sur l'astrologie (*) est de ce sentiment que *Jean Pic* a combattu avec raison.

Le prince *de la Mirandole* croit que la triste nécessité où sont quelques personnes de recevoir le fouet pour les rendre propres au coït, leur vient depuis l'enfance, c'est-à-dire que c'est un effet de l'habitude; et voici sur quel fondement il appuie son opinion; « connoissant, » dit-il, un malheureux qui ne pouvoit » se livrer aux plaisirs de l'amour, sans » avoir été préalablement bien fustigé, » je cherchai à en pénétrer la cause. Après

(*) *Junctin* assuroit qu'il lisoit clairement l'avenir dans le firmament : cet extravagant étoit moine, et conséquemment fort ignare. Il fut accablé sous les ruines de sa bibliothéque, quoiqu'il eût vu dans les astres qu'il mourroit d'un autre genre de mort. Ce n'est pas le seul astrologue qui se soit trompé sur le même sujet.

» différentes conversations que j'eus avec » lui, il m'apprit qu'il avoit été élevé » dans une pension où ses petits compa- » gnons ne s'amusoient qu'à se fouetter » alternativement; que ce jeu étoit une » jouissance pour eux, et que cette jouis- » sance s'étoit depuis lors changée en » habitude. »

Cœlius Rhodiginus, dont je vais rapporter les propres paroles, étoit du même sentiment que *Pic*; « ayant entendu dire » qu'une personne de ma connoissance » ne se livroit à l'acte vénérien qu'après » avoir reçu le fouet, je voulus étudier » la cause de cette passion contre nature. » J'interrogeai cet homme singulier, qui » m'assura qu'il avoit pris cette habitude » dans son enfance, qu'il connoissoit » toute l'horreur de ses procédés, mais » qu'il ne pouvoit se montrer homme » qu'en recourant à cette vile ressource. »

Je suis loin de nier que l'habitude ne

devienne souvent une seconde nature (*); *Aristote* l'a prouvé trop éloquemment dans ses écrits. *Galien* et plusieurs autres grands médecins n'ont pas douté du pouvoir et de la force de l'habitude. *Ennius* l'a bien peint dans ces deux vers :

Usus longus mos est, ac meditatio crebra ;
Hunc tandem assero naturam mortalibus esse.

Quelle que soit la force d'une habitude contractée depuis l'enfance, on ne sauroit toujours trouver en elle la cause qui force certains individus à se soumettre au fôuet pour se livrer au coït. La cause éloignée de ces désordres est quelquefois l'effet d'une éducation vicieuse ; mais il s'agit maintenant d'en rechercher la cause prochaine, et c'est ce qu'on ne peut faire

(*) Cela n'arrive que trop : mais ceux qui veillent à l'éducation de la jeunesse s'en occupent-ils sérieusement ? C'est ce que j'examinerai plus au long dans le IVe. chapitre.

qu'à

qu'à l'aide du flambeau de la physiologie et de l'anatomie.

Il faut d'abord observer que les flagellations réchauffent la partie qu'on soumet à l'opération, et qu'elles y attirent le sang en quantité. Quelques médecins faisoient battre de verges une partie, lorsque le sentiment venoit de s'y éteindre. Cette pratique subsiste encore en partie, car on fouette avec une poignée d'orties piquantes, la partie où il est nécessaire de rappeler la chaleur. Les frictions avec les brosses ou la flanelle, font à la longue ce que feroient les flagellations qu'on n'ordonne plus, vu la délicatesse des malades (*).

(*) Il y a certainement quelque cas où les flagellations seroient utiles ; mais on y a substitué d'autres moyens non moins capables de rappeler la chaleur, ou de *dériver* les humeurs; on a les frictions, les fomentations, les ventouses, les sinapismes, le moxa et les vessica-

Puisque l'effet des flagellations est de rappeler la chaleur dans une partie, il ne sera pas difficile de concevoir par quel mécanisme le fouet irrite et élève le membre viril : examinons la structure de cette partie et de celles qui l'environnent.

Ceux qui se font fustiger pour se rendres propres au coït, exigent qu'on frappe toujours sur le dos ; voyons maintenant comment la chaleur, excitée dans cet

---

toires. Les flagellations étoient jadis une opération très-commune ; c'est de cette pratique que venoit le sot usage où l'on étoit de fustiger les fous. Comme on se figuroit que la démence n'étoit causée que par une trop grande quantité de sang qui se portoit au cerveau, on ne croyoit pouvoir guérir cette maladie qu'en rappelant les humeurs vers les parties inférieures ; aussi frappoit-on tous les jours les fous, et les nourrissoit-on au pain et à l'eau : cette pratique barbare étoit dictée par une théorie aveugle plutôt que par la cruauté. C'est peut-être par la même raison qu'on don-

endroit, passe aux parties de la génération.

On remarquera que les lombes, qui composent la majeure partie du dos, sont formés par les vertèbres lombaires, sous lesquelles sont placés les reins et différents vaisseaux qui communiquent avec les parties de la génération. Il est donc constant qu'en échauffant les lombes, cette chaleur doit se rendre à la verge dans l'homme, et au vagin dans l'autre sexe.

---

noit, il n'y a pas long-temps, le fouet aux prisonniers, dans de certaines maisons de correction, chez les Lazaristes, et aux Repenties; (je ne sais si cet usage est entièrement aboli de nos jours. . . . . Il y a encore tant de sottes gens.) On croyoit la tête malade, et on s'imaginoit la guérir par cette humiliante et barbare manœuvre. Mais, dira-t-on, qui osoit présider à des opérations de ce genre? Des bouchers! . . . . Non. C'étoit des prêtres! (Voyez le chap. IV.)

Quoique cela dût suffire pour rendre raison de l'effet du fouet sur le physique de l'amour, quelques auteurs ont cherché d'autres preuves pour l'expliquer. ***Meibomius***, qui pensoit que c'est dans les reins que se prépare la semence, n'attribuoit l'effet du fouet qu'à la chaleur qu'il produit sur les reins. Ceux qui croyoient avec *Platon* que la semence s'écoule de la moëlle de l'épine, disoient, que les flagellations faites sur les lombes devoient provoquer l'écoulement de la semence, et conséquemment distendre la verge et l'amplifier.

Les anciennes écritures, soit sacrées, soit profanes, plaçoient la faculté de l'acte vénérien dans les lombes. On lit dans la Genèse : *reges de lumbis tuis egredientur.* On chante dans un psaume, *lumbi mei impleti sunt illusionibus*, ce qui signifie, j'ai été enclin à la paillardise (*).

(*) Les bigots, dont la fausse pudeur s'a-

Lumbos præcingere, se serrer les reins, étoit un proverbe, parmi les Hébreux, qui signifioit conserver la pudeur et renoncer à l'impureté. C'est pourquoi *St. Jérome* dit, *conforta lumbos, fortifie tes reins.* Quand *St. Matthieu* dit de *S. Jean, habuit zonam pelliceam circa lumbos,* il veut sans doute vanter sa chasteté. L'église, en chantant ce verset, *ure igne sancti spiritus renes nostros, ut tibi casto corpore*

---

larme au moindre mot, me pardonneront peut-être de me servir de temps à autre de phrases un peu libres, puisque je prouve par mes citations que notre église s'en sert aussi. Pour ce qui est des gens instruits, je suis sûr de ne pas les effaroucher par mon style, n'ont-ils pas lu le *Cantique des Cantiques?* C'est dans ce petit poëme du grand *Sultan Salomon* qu'on trouve des expressions bien délicates : pour attirer nos débauchés et nos élégantes dans les églises, il ne faudroit que le chanter à vêpres, et l'y chanter en langue vulgaire.

serviamus, entend bien que les reins sont le premier instrument de la concupiscence.

L'opinion où l'on fut toujours, que le bon ou le mauvais état des lombes contribue à l'acte vénérien, donna lieu à l'usage de s'entourer les reins avec une ceinture, pour marquer qu'on vivoit dans un état de chasteté. Les vestales juroient, en plaçant la sainte ceinture, de ne jamais la desserrer, c'est-à-dire, de tenir leurs lombes en captivité. Nos abbés, nos religieux, nos moines, nos chanoinesses ont conservé la mode de se ceindre les reins; mais on est loin de penser aujourd'hui, que la ceinture oblige à l'abstinence; il faut qu'on en ait une idée bien contraire, puisque toutes les dames ont une ceinture pour se parer.

Les Romains crurent aussi qu'il falloit se serrer les lombes pour conserver sa modestie et sa pudeur. N'étoit-on pas en usage de donner une ceinture à des candidats, lorsqu'ils recevoient un grade?

Diane ſut toujours représentée avec une ceinture. *Vénus* détacha la sienne pour fixer Pâris, et ses deux rivales perdirent le procès.

Il est inutile d'appuyer, par des citations, des faits qui se prouvent d'eux-mêmes. On observe qu'en se tenant les reins très-chaudement, on a de fréquentes érections ; aussi défend-on à ceux qui sont sujets à des pollutions nocturnes, de se tenir couchés sur le dos, parce que cette position échauffe la moëlle de l'épine, les lombes, les vaisseaux et les nerfs qui se rendent aux parties naturelles. Persuadés de cette vérité, les médecins faisoient appliquer des topiques très-froids, sur les lombes, à ceux qui avoient besoin de rallentir en eux la fureur de Vénus. *Pline* ordonnoit de porter pendant quelque temps des lames de plomb sur les reins, pour tempérer l'ardeur des amants. *Galien* conseilla aux athlètes d'y appliquer des onguents réfrigérants pour se préserver des pollutions nocturnes; ce même docteur remédioit au priapisme en faisant continuellement tenir de l'eau froide sur les lombes du malade. Cette théorie engagea, dans la suite, les célibataires cloîtrés à jeter dans leur lit des branches d'*agnus castus*, et de se coucher dessus pour se préserver des tentations de la chair.

La médecine moderne, qui ne voit de bons remèdes que dans ce qu'on avale en potions ou en pilules, n'est pas tout à fait de l'avis des anciens; elle ne fait appliquer aucun topique sur les lombes pour rafraîchir ou échauffer *Vénus*. Je pense cependant qu'il peut y en avoir d'utiles dans l'un et l'autre cas, comme on le verra à la suite de ce petit ouvrage, dans une dissertation sur tous les moyens qu'on peut employer pour appaiser l'amour ou lui prêter des forces.

En voilà, je pense, suffisamment pour expliquer comment les flagellations, faites sur le dos, produisent l'érection du membre viril, et rendent un libertin épuisé capable de soutenir les combats de l'amour.

CHAPITRE III.

De quelques erreurs qu'il seroit utile de détruire, principalement dans les couvents.

L'AMOUR est un besoin qui nous est commun, mais qui ne se fait sentir qu'à un certain âge. C'est en vain qu'on voudroit éteindre ses feux, lorsqu'on touche à la puberté, les plus grands efforts n'aboutissent alors qu'à leur prêter de la force, et l'incendie s'accroît de plus en plus. Ces réflexions nous font voir que ceux qui font vœu de célibat, seront souvent parjures, ou toujours malheureux. Supposons, cependant qu'il y ait quelques êtres privilégiés qui vivent exempts de ce qu'une fausse dévotion appelle les foiblesses humaines; il faudroit au moins, pour le bien de tous les *religieux* et *religieuses*, que l'on eût soin d'éloigner d'eux tout ce qui peut les ramener à la nature. Examinons si l'on tient cette conduite dans les monastères.

Nous avons vu, dans les chapitres précédents, que les flagellations peuvent et doivent produire une irritation sur toutes nos fibres, et que cette irritation se fait principalement sentir aux parties de la génération. Pourquoi donc la discipline est-elle ordonnée dans tous les couvents, et dans de certains jours de pénitence? Doit-on rappeler la vie dans une partie qu'on a voulu destiner à la mort? On ne devroit rien permettre dans le cloître qui puisse blesser la décence, ou qui puisse, comme disent les casuistes, réveiller la chair. L'usage, ou plutôt l'abus de se discipliner, devroit conséquemment y être aboli, puisque l'effet en est toujours pernicieux. Heureusement que ces cérémonies de flagellations se pratiquent dans l'obscurité; car si l'on se présentoit dans la dévote assemblée avec une lumière à la main, on verroit que la pénitence finit toujours par la masturbation, ou par des pollutions involontaires.

Quelle contradiction dans la conduite des célibataires de ce genre! Ils avalent le matin deux ou trois verres d'une décoction faite avec les plantes les plus froides, et le soir, ils se frappent avec des cordes ou de petites chaînes, pour rappeler une chaleur qui commençoit à s'éteindre!

C'est sur-tout parmi les religieuses qu'il ne faudroit jamais parler de fouet ni de disciplines: les femmes étant plus faciles à émouvoir que les hommes, elles sont aussi plus sujettes aux pollutions.

Il semble que la manie de se fustiger ou de fustiger les autres, soit particulièment celle des moines. S'ils s'en tenoient au moins à se discipliner entr'eux, ce ne seroit qu'un petit mal; mais c'est qu'il y en a quelques-uns qui ne rougissent pas d'ordonner le fouet à leurs pénitentes, et qui se chargent sur-tout d'aller le leur donner eux-mêmes au sortir du confessional. Combien y a-t-il de confesseurs qui ont débauché de jeunes filles de cette manière? Combien de scélérats ont abusé d'un ministère respectable pour commettre les horreurs les plus infâmes? On a souvent entendu les tribunaux (*) reten-

(*) On trouve dans les *causes célèbres*, des procès fameux contre les séducteurs de ce genre. De tels exemples sont bien faits pour détourner les âmes honnêtes et timides d'un confessionnal quelconque; elles ont à craindre d'être obligées de payer une absolution beaucoup trop cher. Si les Italiens sont aussi jaloux qu'on le dit, je suis étonné qu'ils ne se chargent pas eux-mêmes d'être les directeurs de la conscience de leurs femmes.

tir des justes plaintes de quelques infortunées qui avoient été victimes de leur crédulité : on a vu, plus d'une fois, de justes lois faire traîner les coupables au supplice.

Tout le monde connoît les différentes aventures, qu'on raconte au sujet de quelques cordeliers qui, seuls dans la chambre de leurs pénitentes, les faisoient mettre à genoux, troussoient leurs jupons, leur claquoient les fesses, ou les fustigeoient rudement, suivant la grandeur des péchés qu'elles avoient commis; la correction finissoit par pousser en avant la gentille pécheresse, et lui passer par derrière un *bout du cordon de Saint François*, qui avoit la vertu de faire pâmer la dévote, et de lui donner une idée du paradis de Mahomet.

Il est bien singulier, que de tout temps et chez toutes les nations, on ait souvent mêlé l'impudicité et la plus vile corruption aux cérémonies les plus sacrées. Des fêtes *netturales* se célébroient dans les temples (*) ; la dévotion y attiroit toutes les dames Romaines ; pendant plusieurs années l'empereur Néron, ses prêtres, ses courtisans, abusèrent de la crédulité des unes, et partagèrent le libertinage des autres : comme cette fête se célébroit pendant la nuit, aucune n'avoit à rougir ; les soupirs qu'on y entendoit, le bruit singulier qui devoit s'y faire, sembloient n'avoir pour cause que de saintes extases. Les pélérinages de la Mecque, qui sont ce qu'il y a de plus saint et de plus révéré chez les Turcs et les Persans, ne sont-ils pas le comble de la dépravation des mœurs ? J'ai vu, en Espagne et en Italie, des extravagants courir les rues à la suite

---

(*) Néron institua ces fêtes pour se consoler de la mort de *Netturius*, l'un de ses favoris, et qui s'étoit attiré la bienveillance de ce prince, par son talent pour les intrigues amoureuses.

d'une sainte *bannière*, et se fustiger sous les fenêtres de leurs maîtresses, en mémoire de la passion du *Christ* (*).

Pour expliquer la cause de ces erreurs, il ne faut que connoître les hommes ; lorsqu'on est parvenu à se faire une juste idée de la valeur de ceux qui en ont imposé et qui en imposent encore, on n'est plus étonné de voir subsister les abus les plus ridicules. *La crainte a fait les Dieux*, dit un grand philosophe, mais il faut ajouter à cette sentence, que c'est l'imposture qui soutient leur trône. Les

(*) Il y a, dans ces pays-là, différentes assemblées de dévôts, qu'on nomme *pénitents* ; l'uniforme de ces confréries est des plus plaisant. Il y a des pénitents blancs, des noirs, des bleus, des rouges, des verds, etc. Ils courent les rues, dans de certains jours de pénitence, ils sont presque tous à pied nu, et se *disciplinent* pour divertir le peuple et sur-tout leurs maîtresses.

différents cultes, qu'on rend à ces divinités incompréhensibles, étant l'ouvrage de quelques mortels ou foibles ou trompeurs, il n'est pas surprenant que ces cultes se soient souvent ressentis de la sottise de l'inventeur, et qu'on y ait associé des folies même dangereuses.

Mais je m'écarte de mon plan ; comme toutes ces discussions m'entraîneroient trop loin, je reviens à mon sujet.... Il seroit nécessaire de supprimer l'usage des flagellations dans tous les couvents, puisqu'elles peuvent contribuer à ranimer le physique de l'amour ; on ôteroit par-là le ressort le plus excitatif. Je voudrois même défendre à tous les moines et sous des peines très-rigoureuses, de se regarder le corps à nu ; car il faut peu de chose pour échauffer un jeune célibataire. Une religieuse de dix-huit à vingt ans, qui s'amuse le soir à chercher ses puces, finit rarement sa petite chasse sans faire un sacrifice à l'amour ; elle voudroit ne pas succomber, mais la liqueur fermente, et le moindre attouchement suffit pour la faire répandre.

Il est bien humiliant que nous trouvions encore parmi nous des restes aussi ridicules du fanatisme de nos ancêtres. Devroit-on se rappeler du nom de *moines* dans un siècle aussi éclairé que le nôtre? Ces illustres et riches fainéants font-ils quelque chose d'utile? Contribuent-ils à nous rendre l'Eternel plus cher? Ministres inutiles, on leur entend bien réciter par fois des couplets qu'ils ne conçoivent peut-être pas; mais ces prières vagues et stériles peuvent-elles effacer aux yeux du vrai Dieu toutes les sottises qu'ils commettent au sortir du chœur?

La réforme monacale seroit utile et nécessaire, les enfants de *Saint Bruno* ne s'en trouveroient peut-être pas bien, mais les capucins seroient, en général, très-contents. Quelques religieuses accourroient se jeter dans les bras d'un amant que des parents injustes leur enlevèrent ; elles deviendroient épouses fidèles, mères tendres, et leur amour enfin exaucé donneroit des sujets à l'Etat.

Ces temps de réforme sont encore bien éloignés, je le sais. En attendant cette heureuse époque, invitons les religieux des deux sexes à ne plus se fustiger pour nos péchés : qu'ils bannissent de leur règle un usage qui ne peut que contrarier leur projet de célibat, et les avilir aux yeux même de l'amour (*).

Il faut que ceux qui croient servir Dieu et lui plaire en se fustigeant, se soient fait une idée bien étrange de la Divinité. Ils ne voient sans doute dans le Père de la nature, qu'un être terrible et

---

(*) *Les avilir aux yeux de l'amour....* Oui, et cela parce qu'à force de se fustiger, la nature s'échauffe, les nerfs sont irrités, et cela finit par la masturbation. Je demande s'il y a quelque chose de plus avilissant pour l'amour?

vengeur, toujours armé de la foudre pour punir indistinctement l'innocent et le coupable : ils se figurent qu'on ne peut l'appaiser que par des cilices, des jeûnes, et autres mortifications non moins ridicules. Ces erreurs sont aussi extravagantes que dangereuses à la société; elles ôtent à l'homme le désir de se rendre utile à ses semblables, et font qu'il préfère son caprice bigot à la douceur de faire de bonnes œuvres. Un philosophe a dit avec raison, qu'un sauvage errant dans les bois, contemplant le ciel et la nature, sentant pour ainsi dire le seul maître qu'il reconnoît, est plus près de la véritable religion, qu'un chartreux enfoncé dans sa loge et vivant avec les fantômes d'une imagination échauffée.

On doit un culte à l'Eternel; il faut une religion. Mais le culte que demande l'Etre suprême doit s'allier aux devoirs de tout citoyen. Le vrai Dieu ne crie pas aux mortels du haut de son trône : « Jeû-

» nez, fustigez-vous, n'écoutez pas les » sens que je vous donnai pour votre » bonheur, et renoncez à la nature. »

L'auteur de l'*an deux mille quatre cent quarante* (*) peint bien éloquemment le ridicule de précipiter par dévotion la jeunesse dans nos cloîtres que nous regardons comme sacrés (**). Puissent les paroles de ce philosophe arrêter de jeunes

---

(*) Cet ouvrage contient de grandes verités, aussi l'a-t-on défendu. Celui qui l'a écrit ne sera jamais académicien, n'aura jamais de pensions, et cela parce qu'il a eu le courage de dévoiler la honte de ceux qui distribuent l'argent et les honneurs. Ecrivains, ... Ecrivains . . . . . faites de plates sottises, soumettez-vous à la censure sans murmure, flattez les grands, sans instruire les petits, alors vous serez prônés, payés, et *bien ou mal* peints dans le salon des *illustres* !

(**) Que les grandes choses s'opèrent lentement! Pourquoi n'imite-t-on pas dans tous les Etats la sage administration de l'immortel

victimes prêtes à se plonger dans ces tombeaux vivants ! «Quelle cruelle supers-
» tition enchaîne dans une prison sacrée
» tant de jeunes beautés qui récèlent tous
» les feux permis à leur sexe, que re-
» double encore une clôture éternelle, et
» jusqu'aux combats qu'elles se livrent.
» Pour bien sentir tous les maux d'un
» cœur qui se dévore lui-même, il fau-
» droit être à sa place; timide, confiante,

Joseph second, qui, dès qu'il eut dans les mains le sceptre de l'empire, en frappa les puissances monacales, et renversa l'autel le plus pernicieux qu'eût jamais élevé la superstition ? Il a su, par cette juste réforme, rendre des mères à la société et des hommes à l'Etat. Il a ôté à tous ses sujets l'aspect de l'oisiveté et de la débauche que présentent le plus souvent ces hommes cloîtrés, qui n'ont de patrimoine que celui qu'ils dérobèrent à nos pères, et qui chaque jour s'engraissent encore du travail et de la crédulité du peuple.

» abusée, étourdie par un enthousiasme
» pompeux ; cette jeune fille a cru long-
» temps que la religion et son Dieu absor-
» beroient toutes ses pensées : au milieu
» des transports de son zèle, la nature
» éveille dans son cœur ce pouvoir in-
» vincible qu'elle ne connoît pas et qui
» la soumet à son joug impérieux. Ces
» traits ignés portent le ravage dans ses
» sens, elle brûle dans le calme de la
» retraite ; elle combat, mais sa cons-
» tance est vaincue, elle rougit et désire.
» Elle regarde autour d'elle, et se voit
» seule sous des barreaux insurmonta-
» bles, tandis que tout son être se porte
» avec violence vers un objet fantastique
» que son imagination allumée pare de
» nouveaux attraits. Dès ce moment plus
» de repos. Elle étoit née pour une heu-
» reuse fécondité ; un lien éternel la cap-
» tive et la condamne à être malheureuse
» et stérile. Elle découvre alors que la
» loi l'a trompée, que le joug qui détruit

» la liberté n'est pas le joug d'un Dieu ,
» que cette religion , qui l'a engagée sans
» retour , est l'ennemie de la nature et de
» la raison. Mais que servent ses regrets
» et ses plaintes ! Ses pleurs , ses sanglots
» se perdent dans la nuit du silence. Le
» poison brûlant , qui fermente dans ses
» veines, détruit sa beauté , corrompt
» son sang , précipite ses pas vers le tom-
» beau. Heureuse d'y descendre , elle
» ouvre elle - même le cercueil où elle
» doit goûter le sommeil de ses dou-
» leurs. »

En divisant les sexes, en élevant des barrières éternelles entre l'homme et la femme, les fondateurs des couvents ne songèrent pas aux coupables abus qui devoient en résulter. Comme on ne peut jamais étouffer l'effervescence des sens, il a fallu que les victimes qu'on avoit enterrées dans le cloître, cherchassent des moyens pour appaiser ou tromper l'amour. Poussés par un instinct très-innocent, ces robustes captifs s'occupèrent à trouver le plaisir dans leur sexe même. L'on connut la masturbation, et des crimes plus atroces encore.

Ce vice qu'on reprocha tant aux *Jésuites*, et qui faisoit, peut-être, réellement leur honte, vient sans doute du barbare abus de cloîtrer de jeunes gens. Les filles renfermées ne cherchèrent pas moins à se procurer, entre elles, une idée des plaisirs de l'amour.

Les horreurs de cette espèce ne restèrent point renfermées dans les endroits où elles avoient pris naissance : les mondains s'occupèrent de ces viles et criminelles ressources. Les lois furent forcées de sévir contre ces attentats de *lèse-amour*, et malgré leur juste rigueur, il existe encore des crimes de ce genre. On voit plus d'un vieux financier cajoler son valet ou son garçon perruquier ; il y a plus d'une duchesse qui ne soupire que pour sa femme de chambre (*). O monstres! que faites-vous ? voulez-vous passer pour sages et tempérés ? Craignez-vous d'être victimes de l'autre sexe ? En suivant les lois de la vraie tendresse, vous ne pourriez commettre que des foiblesses; au lieu que vous êtes des vicieux qui méritez l'indignation publique et qu'on doit livrer à l'opprobre !

(*) Il arrive souvent qu'on dit, dans de très-bonnes sociétés, en parlant d'un seigneur, ou d'une dame, *un tel est pour homme*, *la Comtesse est pour femme*. Quelle horreur ! on badine sur cela, et l'on fréquente de pareilles gens ! . . . . Ce manque de délicatesse est bien digne de ces plats et brillants étourdis qui, par gentillesse, s'honorent entre eux du beau nom de *roués*.

CHAPITRE IV.

De la nécessité de changer les peines qu'on inflige à l'enfance et à la jeunesse.

Nous avons vu dans les chapitres précédents, que les flagellations faites sur le dos produisent des effets non équivoques sur le physique de l'amour. La découverte de cette vérité nous a conduits à faire observer que les célibataires *cloîtrés* devroient bannir de lenr règle le fouet et la discipline; elle nous conduira à déduire, du même principe, des conséquences qui ne seront pas moins justes.

Pourquoi le fouet est-il toujours le châtiment qu'on inflige aux enfants?.....

Cette peine peut-elle influer en mal sur leur éducation physique et morale ?.... Voilà les points que je me propose d'éclaircir dans cette partie de mon ouvrage. Cet examen est plus intéressant qu'on ne pense.

L'éducation physique et morale des enfants intéresse sans doute le gouvernement : cependant voit-on qu'il s'en occupe! On en laisse tout le soin à des parents qui, en général, s'en déchargent sur des nourrices, des valets, des pédants, des sots, des crapuleux, etc. etc.

Quand on ne devroit prêcher le bien aux enfants que par le bon exemple, on ne le fait que par de grossières paroles, des menaces, et la correction. Qu'est-ce que cette correction ? C'est le fouet. Les mères ne connoissent que ce remède à un verre ou une bouteille cassés; les précepteurs n'en emploient point d'autre pour donner du goût pour le latin, cette langue qui, grâces au ciel, sera bientôt oubliée, et qui fait depuis tant de temps le désespoir des écoles.

Que résulte-t-il de l'emploi du fouet? On y habitue de petits mauvais sujets qui s'en font même un jeu entre eux dans leurs moments de récréation; ainsi qu'on l'a vu dans les citations de *Jean Pic de la Mirandole*, *et de Cœlius Rhodiginus*. (Chap. II de cet ouvrage.)

Il ne manqueroit certainement pas d'autres manières de punir des enfants oisifs ou vicieux : car J. J. a écrit cinq ou six volumes sur l'éducation, sans fouetter son élève une seule fois : aussi son ouvrage n'a-t-il pas remporté le prix, et les éducations se font toujours aussi mal que jadis.

Je suppose qu'il fut nécessaire, dans certains cas, d'infliger aux enfants des peines corporelles; devroit-on frapper le coupable sur le dos? On nous apprend pendant les cinq ou six premières années que nous vivons à cacher notre derrière et les parties *honteuses ;* au bout de ce temps vient un régent qui nous force à déboutonner nos culottes, à les abattre, à trousser la chemise, à tout montrer, pour recevoir les étrivières en pleine classe. Ces parties ne seroient-elles plus *honteuses*, quand c'est un cuistre qui les regarde et qui les touche ?

S'il arrivoit au moins que ce châtiment fût distribué avec justice ; mais le célibataire qui punit, n'est-il pas souvent de la compagnie de la *manchette?* Et ne choisit-il pas pour l'opération le derrière qui le flattera le plus ? J'ai observé pendant tout mon cours de collége, que les écoliers maigres et laids n'étoient jamais fustigés. Au plaisir qu'ont quelques pédants à entendre le bruit que font les coups de fouet qu'on applique sur le dos du patient, on doit juger qu'il y a, dans cette cérémonie, si souvent répétée, plus que la satisfaction de corriger. Etres barbares et corrompus!.. De qui tenez-vous le droit de mutiler l'enfance et de faire servir l'innocence à vos plaisirs, ou plutôt à vos saletés !.... Je le répète, ces abus, quoique fort anciens, méritent l'attention du gouvernement ; ils exigent une réforme ; car les maîtres d'école, les précepteurs, les régents, sont en général si méprisables, qu'il n'y a jamais un écolier qui ne méprise les siens, lorsqu'il est homme.

La mauvaise habitude que l'on a de frapper snr le derrière des enfants, leur donne celle de porter souvent les mains à cette partie ; elle leur apprend, comme je viens de le dire, à se fustiger entre eux ; de là différents attouchements qui les éclairent peu-à-peu, et qui font que la débauche devance, en eux, le mouvement des sens.

Plusieurs enfants élevés ensemble, et de la manière accoutumée, deviennent toujours polissons (*) Ils se touchent les

(*) Ce qui prouve qu'il y a peu de bons

uns et les autres, ils en viennent petit à petit à la masturbation, et ne finissent que trop souvent par le péché des Jésuites. C'est dans ces assemblées de jeunes écoliers que s'apprennent toutes ces sottises qu'on ne peut ensuite cacher dans la société : on y apporte des plaisirs infâmes, des goûts dépravés et peu délicats.

Je suis surpris que les ecclésiastiques osent se charger d'élever les enfants, puisqu'il est reçu parmi nous qu'on ne peut en venir à bout sans donner le fouet.

---

parents, c'est qu'on voit subsister une quantité de ces auberges, qu'on appelle *pensionnats,* où l'on entasse les enfants dans de grandes salles, toujours malsaines, et dans lesquelles il est défendu à ces jeunes êtres de s'égayer, de jouer, et de suivre le penchant de leur âge. Les maîtres de ces petites maisons de force se font bien payer pour mal coucher, mal nourrir les enfants, et pour les rendre stupides, ou vicieux.

J'aurois cru que la décence de leur état ne leur permettoit pas de regarder ni de toucher des fesses. Mais, je l'ai déjà fait remarquer dans le troisième chapitre, les moines et les abbés ont la fureur de fouetter; les cris, les pleurs d'un innocent ne les attendrissent point, la jouissance de voir un beau *postérieur* l'emporte sur la pitié. On a toujours vu que c'étoit des moines qui dirigeoient les maisons de correction, qui les avoient même fondées; ces bourreaux débauchés voulurent contempler et claquer des derrières; ils surent même si bien s'arranger, que des pères imbécilles eurent la bonhomie de leur fournir de bonnes pensions pour cela.

Je pense que ces réflexions sont plus que suffisantes pour engager le gouvernement (*) à forcer les pédants de changer

(*) On peut dire que l'administration publique néglige un peu trop dans tous les pays

les peines usitées pour l'enfance. Si cet objet lui paroît de peu de conséquence, j'espère que les parents y feront attention, et qu'ils tâcheront de détourner des regards d'un enfant tout ce qui peut le conduire au mal.

---

l'éducation des enfants ; cependant il y en a où je voudrois être né de préférence. Ce n'est pas à coup sûr dans les endroits où les régents sont célibataires, et cela pour cause. Il viendra, sans doute un temps, où l'on connaîtra mieux le prix d'une bonne éducation ; alors on ne choisira plus pour instituteur un malheureux vaurien qui ne sait que cracher deux ou trois mots de latin ; des honnêtes gens s'honoreront du nom de précepteurs ; et la vertu seule aura le droit d'occuper les places de régents que le gouvernement et le public estimeront et payeront généreusement

CONCLUSION.

L'EXPÉRIENCE nous apprend que quelques personnes ont recours aux flagellations pour se disposer aux combats amoureux. La physiologie et l'anatomie démontrent comment ces flagellations opèrent sur les parties de la génération, quoiqu'elles aient été faites sur le dos. Les infortunés qui se livrent à ces désordres sont sans doute à plaindre (*); puisque

(*) Il est encore un être bien plus à plaindre, c'est une jeune beauté que la force, ou des conventions d'intérêts font passer dans les bras d'un époux qui ne pourra remplir les fonctions du mariage sans la petite poignée de verges; la nouvelle mariée passera de cruelles nuits, avant qu'on ose lui proposer de recou-

ce n'est que par de cruelles douleurs qu'ils espèrent connoître les plaisirs de l'amour; puisqu'enfin l'arc du petit Cupidon ne peut être tendu qu'à l'aide de ce préliminaire affligeant et peu délicat.

Quelques auteurs prétendent que l'habitude de se faire fouetter, se contracte depuis l'enfance; cela peut être vrai par rapport à quelques individus; mais je pense qu'on ne peut en général la faire naître d'une cause si éloignée. Les amateurs du sexe ont quelquefois des goûts bien dépravés, ils cherchent des jouissances extraordinaires : je crois que cela ne se voit que chez ceux qui sont d'une foible consti-

---

rir à cette honteuse ressource ; ensuite il faudra qu'elle fasse de grands efforts pour s'y résoudre; et je doute que son bonheur soit jamais parfait. Puisqu'on ne consulte pas la force des tempéraments avant que de les unir, faut-il être surpris qu'il y ait tant de femmes infidèles, et tant de maris ridiculisés?

tution

tution, ou qui se sont épuisés dans leur jeunesse. Il y a beaucoup de gens qui ne peuvent donner du ressort au membre viril, qu'en jouissant du spectacle de deux êtres vigoureux, qui luttent et se pâment sur le lit de Vénus. Toutes ces ressources annoncent un grand épuisement dans le physique de celui qui les exige.

De tous les moyens capables d'exciter à l'amour, le fouet est celui qu'on doit le moins rechercher; outre qu'il est le plus nuisible, il ne peut guères se pratiquer que chez des femmes prostituées (*). Il

(*) Les catins sont presque toujours plus fières que les honnêtes femmes, et ne se croient pas du tout méprisables. Cela paroît un peu choquant. Cependant je pense qu'elles ont raison. Placées comme des barrières entre l'hymen et le célibat, les filles de joie servent de victimes pour sauver la vertu des autres femmes ; elles consolent le premier venu des rigueurs d'une personne délicate ; elles se prêtent

y a pourtant des hommes qui ont besoin d'excitatifs; il est du devoir de la médecine de les éclairer sur ceux qui ne peuvent pas déranger leur santé ni les avilir. C'est ce qui m'engage à joindre à ce petit ouvrage une dissertation sur la nature et l'effet des *aphrodisiaques* (*). Qu'on ne s'y trompe pas, mon but n'est point de favoriser le libertinage. Je ne vais dévoiler les secrets de mon art que pour l'utilité de quelques maris glacés, et de tant d'épouses qui gémissent sur le lit nuptial.

---

docilement aux désirs de l'amateur le plus dépravé ; le même lit sert au militaire le plus étourdi, et au capucin le plus sérieux. Elles n'ont point tort de se montrer en public avec cette ostentation qui leur est si commune, car c'est une gloire pour elles de vouloir bien se soumettre à exercer un état qui est si avilissant en lui-même.

(*) C'est le nom qu'on donne à de certains remèdes qui ont la propriété d'exciter aux plaisirs de l'amour.

DISSERTATION

SUR

Les remèdes capables d'exciter aux plaisirs de l'amour.

Les plaisirs que procure l'union des deux sexes, sont les plus vifs que l'on puisse goûter ; ce n'est qu'en amour que le riche et le pauvre trouvent la volupté ; et le simple berger n'est pas moins heureux sur le sein de Colette qu'un souverain dans les bras de son amante.

Mais l'amour est comme le dieu *Mars*, il lui faut des sujets vigoureux ; les grâces, l'esprit, les talents peuvent lui plaire ; cependant la vigueur seule a le droit de le fixer. Comme on ne peut pas douter de ces vérités, il est intéressant pour le bien de la population et la satisfaction de chaque individu, que la médecine s'applique à trouver les moyens les plus propres à nous faire long-temps jouir des charmes que procure l'amour. C'est pour remplir les devoirs d'un médecin zélé que je mets la main à la plume.; c'est pour servir l'État et l'amour; mais, je le répète, mon but n'est point de favoriser la débauche.

Je ne sais pourquoi MM. mes confrères ont été si scrupuleux sur cet article; ils se sont tous accordés à garder le silence à ce sujet, ou du moins ce qu'ils en ont dit, est enseveli dans de pesants volumes de matière médicale. L'acte vénérien étant un besoin de nature comme ceux de manger, de boire, d'uriner, d'aller à la selle, etc. il est surprenant que la théorie et la pratique médicinale ne s'occupent que de ces derniers. L'espoir d'être utile fait que je renonce à l'usage, ou plutôt aux préjugés reçus dans nos *facultés* : j'entre en matière.

Les causes de la froideur conjugale, c'est-à-dire celles qui empêchent un individu de se livrer au coït, sont, un tempérament trop foible, reçu de la nature, un épuisement qui est la suite de quelques excès, et la vieillesse. Ces trois différentes maladies exigeant des traitements qui doivent différer entre eux, il est important de ne pas se tromper dans l'administration des aphrodisiaques qu'on emploie dans l'un ou l'autre cas. Afin de me rendre intelligible à tous les lecteurs, je vais diviser ces maladies et la manière d'y remédier, en trois paragraphes.

§. I. Chaque individu reçoit de la nature, de ses parents, de l'éducation, une organisation et un tempérament bien différents. Quelques êtres sont privilégiés, ils naissent, et se forment pour la gloire de l'amour : tel fut cet empereur qui écrivoit à un de ses amis, qu'ayant fait cent prisonnières, la première nuit dix d'entre elles goûtèrent dans ses bras ce que l'amour offre de plus charmant, et qu'en quinze jours, toutes avoient senti les mêmes douceurs : tel fut encore ce tambour de royal Wallon qui parcouroit à pas lents un cercle de cent hommes, avec un seau plein d'eau portant sur son..... etc. Les hommes de cette espèce sont fort rares; on en trouve plus de ceux qui sont trop foibles que de ceux qui sont extraordinairement vigoureux.

Lorsqu'on a atteint l'âge de puberté, et qu'on s'aperçoit qu'on le parcourt sans avoir les forces nécessaires pour profiter d'un bon à propos; c'est un signe certain qu'on ne jouit pas d'une bonne santé. Il faut observer si cette fonction est la seule qui se fasse avec peine, c'est-à-dire, si cette maladie est, comme disent les médecins, essentielle ou symptômatique : dans ce dernier cas on peut être assuré que le froid de l'amour se dissipera aussitôt que le vice principal sera détruit. Mais si l'on ne s'aperçoit d'aucune autre incommodité, on usera d'un régime et de médicaments capables de faire convenablement opérer la sécrétion de la semence, et propres à donner aux fibres le ton et l'élasticité dont elles ont besoin.

Un jeune homme, quoique naturellement foible, viendra à bout de se donner un bon tempérament, en ne faisant aucun excès de quelque espèce qu'il puisse être, en faisant usage de bons aliments, en se livrant à un exercice modéré, en fuyant les boissons spiritueuses, les veilles et sur-tout la masturbation : voilà ce qui concerne le régime. Passons aux remèdes. Il boira, le matin à jeun et le soir deux heures après le souper, un verre d'une décoction de *sauge*, édulcorée avec un peu de sirop d'*œillet*. Avant le dîner, il prendra gros comme une noix de l'électuaire suivant; ce qu'il continuera jusqu'à ce qu'il ait acquis un certain degré de vigueur.

Electuaire.

Prenez, conserve de romarin, deux onces,
Racine d'éringium confite, six gros,
Amandes douces, une once et demie,
Macis, un scrupule,
Confection alkermès, quantité suffisante pour donner à l'électuaire la consistance requise (*).

§. II. Quand la foiblesse des parties de la génération est une suite du libertinage et l'effet d'un épuisement général, il faut d'abord que le malade s'éloigne des plai-

(*) Comme cet électuaire pourroit ne pas être du goût de tous les malades, on pourra y substituer d'autres aphrodisiaques : on trouvera, dans le troisième paragraphe, une liste de toutes les substances qui sont de cette nature.

sirs de la ville et de ses sociétés dangereuses, pour aller respirer l'air de la campagne. Il sa mettra à l'usage du laitage, si son estomac peut le supporter; ses aliments seront les œufs frais, des viandes légères, du bon bouillon, etc. Il prendra chaque jour le soir et le matin, une petite cuillerée de l'essence suivante.

Essence animale.

Prenez une pinte de bonne eau-de-vie, versez-en la quatrième partie dans un grand vase de faïence, faites-y dégoutter le sang de sept jeunes coqs, et ayez soin de battre l'eau-de-vie à mesure que le sang y dégoutte, versez-y ensuite le reste de l'eau-de-vie, en remuant toujours. Ajoutez à ce mélange deux dragmes de canelle concassée, et demi-livre de sucre candi en poudre; mettez le tout dans une bouteille de grès bouchée avec liége, mastic fondu, et de la vessie de cochon. Enterrez la bouteille dans le fumier de cheval pendant quarante jours, ayant soin d'ôter celui qui est dessus et froid, tous les trois jours, pour en mettre du chaud.

Cette essence est un puissant remède pour la génération; elle est utile dans toutes sortes d'occasions où la nature manque, et sur-tout dans les épuisements par débauches.

§ III. L'amour sème notre carrière de fleurs, mais la nature ne nous donne qu'un temps pour les cueillir. L'homme trouve toujours une belle femme de son goût, il ne peut cependant pas le lui prouver à tout âge. Voyez *Mondor*, regardez son hôtel, ses valets, sa cuisine, son office, sa table, tout annonce l'aisance; il n'est pourtant pas heureux : son or lui donne bien de belles esclaves, mais en amour, posséder n'est pas toujours jouir.

Quoique l'âge de la vieillesse soit froid et presque impuissant, il est prouvé que l'on peut encore le rendre agréable par les secours de l'art. Tout Paris a vu un doyen des maréchaux de France, courtiser les femmes pendant soixante ans et plus, et se marier dans l'âge que l'on regarde communément comme celui de décrépitude. Ce seigneur a de grandes obligations à la médecine, qui ne lui est pas moins redevable de son côté, puisqu'il sert à prouver que les ordonnances hypocratiques ne sont pas toujours des rêveries.

Un homme d'un certain âge, qui veut connoître les plaisirs de l'amour, doit faire usage de bons aliments, manger peu et souvent. Il faut qu'il prenne tous les mois un bain de lait. Il se fera faire tous les soirs, en se couchant, des embrocations sur les lombes avec de l'huile de *castor*, ou de l'esprit de vin dans lequel on aura fait infuser du safran. Il se baignera chaque jour les parties génitales dans une décoction de *sarviette*, faite dans du vin rouge. Avec toutes ces précautions, le remède qui perfectionnera la cure, est le suivant.

Liniment de virilité.

Prenez du miel clarifié et de l'huile de noix muscade par expression, une demi-once de chaque sorte; de la pyrethre, du poivre noir, et des cubèbes, une demi-once de chacun; du musc, un demi-scrupule; de la civette, un scrupule; du baume du Pérou, un gros; faites-en un liniment suivant les règles de l'art.

Ce liniment est destiné pour oindre la verge et le périnée, ce qu'on ne fera que de trois jours en trois jours au plus, car il excite singulièrement aux plaisirs de l'amour (*).

(*) Il ne seroit pas moins utile aux jeunes gens qui sont impuissants, qu'aux vieillards. C'est l'aphrodisiaque le plus prompt, et le plus assuré.

Comme il ne suffit pas que la chaleur animale soit momentanée, les vieillards feront un usage constant de l'électuaire suivant; ils en prendront, une heure avant le dîner, gros comme une noix muscade.

Electuaire aphrodisiaque.

℟. Conserve de racine d'éringium, de satyrion. . *a a* deux onces; de gingembre confit, six gros; d'amandes douces, une once; de confection alkermès, un gros; de poudre de semence de roquette et de moutarde, trois gros de chaque;

Espèces diatrion piperon, deux gros;

Sirop de racine d'émula, une quantité suffisante.

Mêlez le tout pour former un électuaire.

On sera peut-être surpris que je n'aie fait aucune mention de l'usage des cantharides; mais les vrais médecins ne les ont jamais regardées comme de vrais aphrodisiaques. Elles n'agissent qu'en irritant les voies urinaires, et l'irritation qu'elles y produisent, est souvent mortelle. Je conseille donc de n'y avoir jamais recours, il ne manque pas de moyens plus sûrs et moins dangereux, ainsi qu'on le verra dans la liste suivante.

Je le répète, mon intention n'est pas de favoriser la débauche; il faut toujours réfléchir qu'on ne doit pas sacrifier sa santé à des plaisirs d'un moment. L'amour est la plus belle des passions; mais elle est aussi celle qu'il importe le plus de diriger. *Qui diligit sapientiam, diligit vitam.*

CATALOGUE

DES SUBSTANCES

aphrodisiaques.

La *camphrée*; cette plante ne se cultive que dans les jardins botaniques. Elle fortifie les nerfs, et répare la perte des esprits. On ne s'en sert pas dans la pharmacie.

Le *cheiri*, ou la giroflée jaune; il vient sur les murailles, il fleurit en mai et juin. Quelques apothicaires en préparent une huile.

La *marjolaine*; cette plante est très-connue.

La *roquette*; on la cultive dans les

jardins; il y en a aussi une sauvage qui n'est pas moins bonne.

Les *feuilles d'inde*; c'est une feuille oblongue, pointue, compacte et luisante, distinguée par trois nervures qui vont de la queue à la pointe, son odeur approche un peu de celle du clou de girofle. C'est la feuille d'un grand arbre commun dans les jardins des Indes orientales elles entrent dans la composition de la thériaque de Venise.

Le *marum vulgaire*; c'est une plante ou un arbrisseau chargé de branches rondes, larges, avec deux feuilles à chaque articulation un peu plus grandes que celles du thym, mais semblables du reste. Elle est d'une odeur agréable, et a à-peu-près les propriétés de la marjolaine.

Le *marum* de Syrie; c'est une plante plus basse et plus tendre que la précédente. Elle vient dans l'île de Candie et dans la Syrie. Son odeur est fort piquante et fort agréable. On tire de cette plante un excellent sel volatil.

L'*origan* vulgaire ; c'est la marjolaine sauvage. Cet origan n'est pas si fort que le suivant.

L'*origan* de Crète ; cette plante naît dans l'île de Candie, et dans d'autres parties de la Grèce ; elle a des feuilles plus longues et plus blanches que la marjolaine. C'est une plante aromatique fort chaude, mais elle n'est pas d'une odeur bien agréable.

Le *ros solis* ; il y en a deux espèces ; une à feuilles rondes, et l'autre à feuilles oblongues. La première espèce est la plus en usage. C'est une petite plante basse, qui a une racine fibreuse ; il sort de petites feuilles un peu creuses autour des tiges longues d'un doigt ; les feuilles sont couvertes et frangées d'un velouté rouge qui donne une teinte rouge à toute la feuille. Elle vient dans les terreins humides dans une mousse d'un rouge pâle, et fleurit dans le mois de mai. C'est un grand restaurant, et un échauffant. On dit que l'application extérieure de cette plante facilite l'accouchement.

La *sauge ;* il y en a de plusieurs espèces, mais la grande sauge des jardins est la meilleure. Cette plante a été en si grande estime, que les anciens poëtes en ont dit : *cur moriatur homo cui salvia crescit in horto ?*

Le *jonc odorant ;* il est commun dans l'Inde, et dans quelque partie de l'Arabie. C'est un aromatique fort agréable. Il entre dans la thériaque et autres compositions.

Le *serpolet ;* cette plante est très-commune.

Le *thym ;* celle-ci n'est pas moins commune, ainsi on n'en fera aucune description.

La *sauve-vie ;* elle vient dans les rochers; c'est une plante petite et basse; ses feuilles sont en petit nombre, ressemblantes à celles de la rue. Elle n'a que deux ou trois pouces de hauteur. On la fait entrer dans les compositions pectorales.

Le *romarin*; les fleurs de cette plante sont le principal aromatique qui vienne dans nos pays. C'est avec ces fleurs qu'on fait l'eau de la reine d'Hongrie.

Les *fleurs d'orange ;* ces fleurs sont fort connues.

Les *clous de girofle ;* c'est le fruit cueilli avant sa maturité, d'un grand arbre qui a les feuilles semblables au laurier, qui croît dans les Indes orientales.

Les *œillets de jardin*; c'est un bon aromatique. On en fait un sirop, et une conserve qu'on trouve chez tous les apothicaires.

Le *jasmin ;* ses fleurs sont de la même nature que celles d'oranges.

La *lavande*; ses fleurs ont les propriétés de celles du *romarin.*

Le *muguet ;* ses fleurs sont d'une odeur fort agréable, mais elles la perdent en les faisant sécher.

Le *sthœcas d'Arabie ;* c'est un grand cordial et qui fortifie les nerfs. Les apothicaires en font un sirop.

Le *tilleul ;* ses fleurs sont bonnes pour fortifier les nerfs.

La *moutarde ;* sa graine est très-échauffante.

L'*anacarde*, ou la *fève de Malaga ;* c'est une graine qui vient au sommet d'un fruit de figure conique, des Indes orientales. Il a la couleur et la figure du cœur d'un petit oiseau. Il est couvert d'une pellicule forte, qui renferme une substance spongieuse ; au bas est enfermé dans une autre pellicule le noyau qui a le goût d'une amande. Ce fruit est fort chaud, et excite singulièrement au plaisir de l'amour.

L'*acajou*, ou l'*anacarde occidental ;* il est commun à la Jamaïque ; il ressemble à un rein de lièvre pour la grosseur et pour la figure. Ce fruit a les mêmes vertus que le précédent.

La *graine d'écarlate*, ou *alkermès ;* c'est une baie d'une espèce de chêne. Il fait le principal ingrédient d'une confection qu'on trouve dans les pharmacies sous le nom de confection *alkermès* ; ce médicament est propre pour fortifier le cœur, l'estomac, le cerveau, et pour exciter la semence. La dose est depuis un scrupule jusqu'à un gros.

La *vanille* ; elle vient de la nouvelle Espagne. On la mêle au chocolat pour l'aromatiser et le rendre plus échauffant.

Les *cubèbes* ; ce sont de petits grains ressemblants au poivre. Ils sont fort aromatiques et fort chauds. On en trouve chez les droguistes et les apothicaires.

La *noix muscade ;* c'est le fruit d'un arbre qui vient principalement dans l'île de Banda aux Indes orientales. Sa dose en substance est depuis un scrupule jusqu'à un gros. C'est un aromate délicat, et un grand confortatif.

Le *poivre ;* il a beaucoup des propriétés des cubèbes, mais il est encore plus chaud.

Le *cacao*; il est très-connu comme un bon aliment; c'est le principal ingrédient du chocolat. C'est une amande de la grosseur d'une olive, qu'on cultive principalement dans les îles de Cuba et de la Jamaïque.

Les *pistaches*; ce sont des fruits oblongs de la grosseur d'une aveline, anguleux, plus élevés d'un côté, aplatis de l'autre; sous une écorce mince est contenu un noyau d'un blanc verdâtre, d'un goût huileux, un peu doux. Elles sont chaudes et restaurantes.

L'*écorce de Winter*; c'est une écorce aromatique, chaude, qui prend son nom de celui qui la fit le premier connoître en Europe. Elle passe pour une espèce de canelle. Elle a une odeur qui ne diffère pas beaucoup de celle de l'écorce du citron; elle est subtile et pénétrante. La dose est un demi-gros en substance.

La *canelle ;* cette écorce est très-connue.

Le *roseau aromatique*, ou *acorus verus ;* c'est une racine aromatique qui a un peu d'amertume, qui a une odeur qui approche du porreau et de l'ail.

Le *galanga ;* c'est une petite racine pleine de nœuds; on croit que c'est une espèce d'iris. Son goût âcre, aromatique et un peu amer, pique et brûle le gosier comme le poivre.

Le *ginseng ;* c'est une racine apportée du Japon ; la racine du ginseng est d'un pouce ou deux de long, de la grosseur du petit doigt, un peu raboteuse, brillante et comme transparente, ayant le plus souvent deux branches, quelquefois plus, garnies de fibres menues vers le bas; sa couleur est roussâtre en dehors, et jaunâtre en dedans; son goût est légèrement âcre, un peu amer et aromatique; son odeur n'est pas désagréable. C'est un puissant aphrodisiaque.

Le *salep;* c'est une racine oblongue et

quelquefois transparente, d'une couleur blanche-jaunâtre, de peu d'odeur et d'un goût visqueux. On la met en poudre, et on en fait une décoction qui restaure et fortifie.

Le *satyrion ;* il y en a de deux sortes, le satyrion mâle, et le satyrion femelle. Le mâle, qui est celui qu'on tient dans les boutiques, a deux racines de figure ovale, aussi grosses qu'une petite olive, d'une couleur blanchâtre et pleines d'un suc visqueux. On ne se sert que de ses racines. Le satyrion femelle, est une plante un peu plus petite que l'autre; elle a à-peu-près les mêmes vertus, mais il faut la prendre en plus grande quantité. C'est un grand cordial et un grand restaurant. Elle a un grand pouvoir pour exciter aux plaisirs de Vénus. C'est certainement pour cela qu'on regarde comme un grand corroboratif l'électuaire *diasatyrion*, qui prend son nom de cette racine. Cet électuaire réchauffe et produit des sensations agréables dans tout le genre nerveux. Quelques médecins ne croient pas aux vertus de cette plante, mais qu'on essaie d'en faire usage, et l'on verra que l'opinion de ces docteurs et l'expérience ne sont pas d'accord à ce sujet. *Dioscorides*, *Pline*, et autres ont parlé du satyrion comme d'un puissant aphrodisiaque; ces autorités valent bien celles de quelques modernes, qui déprisent les anciens, et qui cependant n'ont d'autre mérite que celui de débiter des aphorismes à côté du lit des malades, leur ordonner vingt sortes de remèdes dans un jour, et les expédier pour les Antipodes.

Le *gingembre*; c'est une racine des Indes, qu'on transporte ordinairement séchée, et quelquefois en conserve. C'est une racine tubéreuse, noueuse, branchue, un peu applatie. Sa substance est un peu fibreuse, pâle ou jaunâtre; son odeur est très-agréable, son goût est âcre, brûlant, aromatique; sa chaleur ne se fait pas sentir si promptement que celle du poivre, mais elle dure plus long-temps.

La racine du *chardon raland ;* c'est l'*eringium* des boutiques. C'est un grand restaurant.

Le *panais ;* on s'en sert dans les aliments, et il est bien connu de tout le monde. On reconnoîtra qu'il excite aux plaisirs de l'amour, si l'on en fait un grand usage.

Le *baume du Pérou ;* c'est le produit d'un arbre des Indes occidentales. Le meilleur est d'une couleur rouge, noirâtre, et d'une odeur suave. La dose est de douze ou quinze gouttes.

Le *musc ;* le bon est d'une couleur de fer, noirâtre, onctueux, d'un goût agréable, amer, et d'une bonne odeur. On le trouve dans le corps d'un animal des Indes qui ressemble au bouc.

Le *castoreum ;* il est d'un goût acre, amer, dégoûtant, et d'une odeur forte.

On le tire du castor, qui est un animal amphibie. On nous l'apporte de la baie de Hudson, de la nouvelle Angleterre et de Russie. On le prend en substance jusqu'à un demi-gros. Il est d'un usage fort étendu en médecine.

L'*ambre gris*; c'est une sorte de bitume qui se forme dans les rochers, et qui est lavé par les eaux de la mer, et jeté sur le rivage par les vagues. C'est une substance grasse, solide, légère, de couleur de cendres, semée de petites taches blanches.

Le *succin;* il est dur, aride, fragile, transparent, tantôt jaune ou citrin, tantôt blanchâtre, tantôt roux; d'un goût de bitume un peu âcre et un peu astringent. Il a une odeur agréable de bitume, lorsqu'on l'échauffe. S'il est échauffé par le frottement, il attire la paille.

Outre les substances que je viens de nommer, il y en a beaucoup d'autres qui sont échauffantes de leur nature, et dont ou se sert comme aliment : mais elles sont fort connues, et je les passe sous silence. Pour ne rien laisser à désirer sur cette matière, je vais donner la recette de différentes compositions qui sont très-utiles à tous ceux qui sont d'une constitution froide.

TEINTURE

Aphrodisiaque.

PRENEZ du *ros solis*, quatre poignées ; de la canelle, de la noix muscade, du macis, des clous de girofle, du gingembre, une once de chacun ; du musc, quatre grains; de l'esprit de vin, huit livres. Mettez le tout ensemble en digestion pendant vingt jours ; après quoi coulez la teinture, dissolvez-y une livre de sucre, et mettez-la dans un vaisseau fermé pour l'usage. La dose est d'une petite cuillerée à café.

Conserve Aphrodisiaque.

Prenez des racines de satyrion ; faites-les cuire dans de l'eau jusqu'à ce qu'elles soient en bouillie, et passez-les. Prenez une livre de cette pulpe, et une livre de sucre cuit dans la décoction de la racine jusqu'à la consistance du miel. Mêlez-les, et faites une conserve suivant les règles de l'art. La dose est d'un gros.

Poudre Aphrodisiaque.

Prenez de la canelle, de la racine d'angélique, des clous de girofle, du macis, de la noix muscade, des feuilles d'inde et du galanga, trois gros de chacun; du nard des Indes, des grands et des petits cardamomes, un gros de chaque; du gingembre, un gros et demi; du bois d'aloës, du santal jaune, du poivre long, deux gros de chaque; réduisez-les en poudre. La dose est d'un demi-gros, dans du bouillon ou du bon vin.

Electuaire Aphrodisiaque.

Prenez du chocolat en poudre et des amandes douces blanchies, une once de chaque; du sucre fin et de la conserve de roses rouges, une once et demie de chaque. Battez le tout dans un mortier avec une suffisante quantité de suc de kermès; ajoutez-y deux scrupules de baume de la Mecque, une once de sirop de baume, et faites-en un électuaire. On peut en user trois ou quatre fois par jour de la grosseur d'une noix muscade.

Il seroit inutile de multiplier davantage les recettes de cette espèce; en voilà, je pense, assez pour satisfaire différents goûts. Je n'ai pas voulu m'en tenir à une seule composition, parce qu'il y a de certaines substances qui déplaisent ou qui répugnent à de certaines personnes.

Après avoir traité des moyens capables d'exciter aux plaisirs de Vénus, je dois encore, pour satisfaire tous les lecteurs, parler des secours propres à ralentir la passion de l'amour. Il y a plus d'un célibataire qui ne peut éteindre les feux qui le dévorent, sans s'exposer à être la victime de quelques prostituées; cela étant, n'est-il pas nécessaire de les instruire de la nature des remèdes qui leur sont propres pour tempérer en eux l'ardeur de la déesse de Paphos? Ce n'est pas, il est vrai, bien nécessaire qu'il y ait des célibataires ; cet état afflige et répugne à la nature; mais ne pouvant changer nos mœurs, nos préjugés, nos sottises, cherchons au moins à adoucir le sort de nos semblables.

Les remèdes froids et tempérants sont non-seulement utiles aux célibataires, mais encore à de certains mariés. Lorsque, par exemple, l'homme est si vigoureux, que ses caresses altèrent la santé de sa femme, il doit avoir recours aux médicaments rafraîchissants plutôt qu'aux *catins* : si la femme est de même la plus emportée sur l'article, il faut qu'elle tempère ses humeurs plutôt que de prêter l'oreille aux fleurettes de ses voisins.

Pour ralentir la passion amoureuse, on doit se mettre à un régime rafraîchissant, se priver des liqueurs spiritueuses, des aliments trop nourrissants et aromatisés, prendre des bains de rivière si la saison le permet. Avant que de se mettre au lit, on prendra de deux jours en deux jours, une émulsion faite de la manière suivante.

Emulsion tempérante.

Prenez de semence de melon, de courge, un gros et demi de chaque. Vous les pilez dans un mortier, et en triturant vous versez par-dessus un demi-septier d'eau commune. Passez et clarifiez le tout. Ajoutez à la colature une once de sirop de nénuphar. On prendra toute cette dose à la fois, deux heures après le souper.

Le sel de nitre possède au suprême degré toutes les vertus qu'on attribue à quelques plantes dont on fait un grand usage dans les couvents. Celui qui prendroit pendant quatre ou cinq jours deux gros de sel de nitre par jour, ne seroit certainement pas importuné par des érections ni des pollutions.

La laitue, la scariole, le pourpié, le melon, sont des substances très-rafraîchissantes, et dont l'usage continu éteint à coup sûr le flambeau de l'amour. Aussi remarque-t-on que les femmes voluptueuses préparent rarement les aliments de cette espèce, et ne les servent presque jamais sur la table de leurs époux : elles trouvent mieux leur compte en leur présentant l'artichaud, le céleri, etc.

Ceux qu'un trop fort tempérament importune, useront de l'aposème suivant, dont je conseille cependant de ne pas faire un long usage, car il rendroit absolument impuissant. Une forte dose de ce remède noueroit certainement l'aiguillette au nouveau marié le plus intrépide.

Aposème tempérant.

Prenez de la graine de chanvre broyée, trois onces; de la laitue, du pourpié, du plantin, une poignée et demie de chacune; des quatre semences froides deux onces ; faites bouillir le tout dans six livres d'eau, jusqu'à ce qu'elles soient réduites à quatre ; coulez la décoction ; adoucissez-la avec du sucre fin ; ajoutez-y encore trois gros de sel de nitre.

Tous les acides conviennent aux personnes qui ne veulent pas connoître les plaisirs de l'amour, ainsi les célibataires, qui sont jaloux de conserver leur chasteté, ajouteront à leur boisson (qui sera toujours de l'eau) du sirop de limon, ou de celui de vinaigre jusqu'à agréable acidité.

Il m'en coûte, sans doute, de me voir forcé de fournir des armes contre l'amour; mais, comme je l'ai dit, il est de certains préjugés qu'il faut respecter ; et ces pauvres êtres, qui ont fait vœu de n'être plus hommes, seroient bien à plaindre si l'art médical ne pénétroit dans leur solitude pour les mettre à même de triompher des piéges de satan, et de résister aux tentations de la chair.

FIN.

TABLE
DES MATIÈRES.

Fin de la Table.

www.ingramcontent.com/pod-product-compliance
Ingram Content Group UK Ltd.
Pitfield, Milton Keynes, MK11 3LW, UK
UKHW020332180726
13839UKWH00002B/682